LETTRE
SUR
LE CHOLÉRA-MORBUS,

RELATIVE

AUX CONDITIONS TOPOGRAPHIQUES ET HYGIÉNIQUES

DU CANTON

DE PASSAIS ET DE DOMFRONT,

Adressée à son Frère,

PAR THÉOD. GARNIER-LÉTEURRIE,

DE PASSAIS (ORNE),

Docteur en Médecine de la Faculté de Paris,
Médecin-Adjoint
De l'Hôpital militaire de Versailles.

Lisez cette lettre, on n'y parle pas trop du choléra !

VERSAILLES,

IMPRIMERIE DE KLEFER, PLACE D'ARMES, 17.

1849.

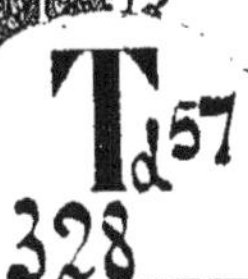

LETTRE

SUR

LE CHOLÉRA-MORBUS,

RELATIVE

AUX CONDITIONS TOPOGRAPHIQUES ET HYGIÉNIQUES

DU CANTON

DE PASSAIS ET DE DOMFRONT,

Adressée à son Frère,

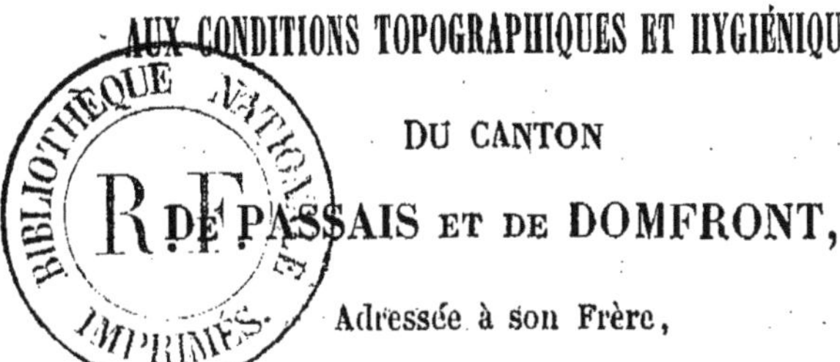

PAR THÉOD. GARNIER-LÉTEURRIE,

DE PASSAIS (ORNE),

Docteur en Médecine de la Faculté de Paris,
Médecin-Adjoint
De l'Hôpital militaire de Versailles.

Lisez cette lettre, on n'y parle pas trop du choléra!

VERSAILLES,

IMPRIMERIE DE KLEFER, PLACE D'ARMES, 17.

1849.

OUVRAGES DU MÊME AUTEUR.

DE L'ENSEIGNEMENT DE L'HYGIÈNE DANS LES CORPS DE TROUPES, pour compléter l'instruction régimentaire du Soldat.

DE CERTAINES HYDROPISIES produites par la présence de concrétions fibrineuses dans les cavités du cœur.

MÉMOIRE sur les avantages et la nécessité d'adopter une boisson ordinaire et nutritive pour la Troupe.

DE LA MÉNINGITE CÉRÉBRO-SPINALE ÉPIDÉMIQUE.

Ceux de ses compatriotes à qui l'auteur aura l'honneur d'adresser un exemplaire de ce petit travail, sont priés de remettre 50 c. aux pauvres de la paroisse de Passais. Cette aumône n'est pas obligatoire, bien entendu.

LETTRE

SUR

LE CHOLÉRA-MORBUS.

Mon cher confrère et frère,

Vivant paisiblement à ta campagne du *Braïl*, tu passes d'agréables jours en prodiguant les secours de l'art médical à nos compatriotes. Doué d'excellents sentiments, ton zèle est égal pour l'indigent comme pour le riche; tu as su comprendre la noble mission du médecin de campagne; aussi c'est pour te témoigner ma satisfaction que je rédige ces quelques lignes, afin de t'en faire hommage; accepte-les avec bienveillance, comme une sorte de conversation que j'ai avec toi sur la terrible maladie qui sévit actuellement en France. Décrire succinctement le choléra-morbus tel que je le conçois dans son étiologie, dans sa nature, dans ses symptômes et dans son traitement, tel est le but que je me propose. Ce n'est pas la première fois, comme tu le sais, que je t'adresse une lettre médicale, car j'aime à te donner de temps en temps les résultats de ma pratique, de mes études et de mes réflexions iatriques ; de même je suis enchanté de recevoir les détails que tu me communiques sur la nature et la marche des maladies qui règnent au fond de nos hameaux les plus retirés. Quoiqu'adonnés à la même profession, nous l'exerçons sur une scène bien différente sous le rapport des conditions de localité, de mœurs, d'habitude et d'occupations. Peu éloigné du grand centre, de ce foyer ardent d'où partent les grands événements politiques et médicaux, j'en suis fortement frappé lorsqu'ils ne t'arrivent que sous la forme d'un doux murmure, comme celui que laisse la vague se retirant après la tempête furieuse. Je dis, mon ami, événements politiques et médicaux, mots qui paraîtraient de prime-abord s'entre-choquer pour ceux qui ne verraient que la superficie des choses. Comment, en effet, ne pas faire rentrer dans le domaine de la médecine, science du physique et du moral de l'homme en santé comme en maladie, tout ce qui constitue sa vie morale et matérielle? il suffit d'être un peu versé dans l'histoire des grandes épidémies et dans les annales des divers peuples du globe, pour voir que les révolutions politiques précèdent ou accompagnent presque toujours les terribles fléaux qui déciment le genre humain. Lorsqu'Hippocrate décrivait la peste d'Athènes, c'était à l'époque de la guerre du Péloponèse; c'était à cette époque d'anarchie où toute la Grèce était en proie aux factions, où le patriotisme avait fait place à l'égoïsme d'abord national, bientôt privé, signe avant-coureur de la décadence et de l'anéantissement des nations. Oui, les anciens avaient bien raison d'évoquer le *quid divinum* dans les causes des événements politiques comme dans celles de ces épidémies qui portaient parmi eux l'effroi et l'épouvante. Des relations intimes existent donc entre l'esprit qui domine un peuple et l'état sanitaire dont il jouit. Qui n'a pas remarqué l'influence des saisons dans nos révolutions modernes? La couronne héréditaire de la vieille monarchie a été brisée deux fois en juillet, 14 juillet de 1789 et 29 juillet de 1830! Le trône de la jeune dynastie, qui n'est plus, a été brûlé sur nos boulevards par une journée dont la température était extraordinairement élevée pour la saison! Quel excitement plus violent du cerveau qu'un soleil brûlant, uni aux passions politiques? Après la révolution de février et l'insurrection terrible de juin, les médecins attachés aux hospices d'aliénés virent bientôt ces établissements encombrés de fous. La frayeur, l'ambition, les espérances déchues, la misère succédant à l'opulence pour quelques-uns, la possibilité de sortir de la position la plus obscure pour jouir à son tour des honneurs, des dignités et des places, voilà un sur-excitant capable de bouleverser des cerveaux faibles et non préparés à une telle métamorphose. Ces utopies sociales, ces idées effrénées, aussi vagues que l'esprit de ceux qui les conçoivent, ne sont-elles pas des maladies épidémiques de l'intelligence comme les typhus sont celles du corps?

Ainsi, mon ami, partout la médecine trouve à glaner lorsqu'on la considère sous le rapport philosophique, et non dans ce champ trop étroit qui constitue sa partie industrielle, la guérison des maladies du corps humain : si c'est son but le plus utile, ce n'est certes pas son côté le plus noble. La médecine, appliquée à la psychologie, à la métaphysique, à la connaissance de Dieu et de soi-même comme Bossuet l'a fait si éloquemment, à l'étude des mœurs et de la politique des nations, est le plus beau fleuron des connaissances humaines. Toutes viennent tour-à-tour lui apporter leur tribut, pour qu'elle en fasse l'application au bien-être des populations, en les faisant jouir convenablement des bienfaits de l'industrie, de la civilisation et des moyens d'existence heureuse qu'offre chaque contrée de notre globe. Quel contraste plus frappant que celui qui existe entre l'état moral et physique des populations où l'hygiène a pénétré et celui de ces malheureux indigents de nos hameaux, frappés d'indifférence et de dégoûts, vivant dans des masures, dans des chaumières d'argile, et dont la misère affreuse fait honte à l'humanité! Combien les localités où tu exerces l'art médical sont arriérées sous ce rapport, personne ne songe à suivre les préceptes de l'hygiène, qui n'y a même pas été importée, et combien cependant seraient terribles les ravages d'une épidémie aussi meurtrière que celle qui existe aujourd'hui en France. Mais, dans ces hameaux, par une sorte de compensation bien remarquable, la nature a placé des obstacles propres à neutraliser le mal dans son essence même, tout près des causes qui peuvent l'engendrer.

Lorsque je promène mes souvenirs sur tout ce pays où j'ai passé mon enfance, et que je revois toujours avec tant d'enthousiasme, je m'afflige de ne pas y voir pénétrer ces ressources morales et matérielles si profusément répandues partout ailleurs. Bien plus, les malheureux de ces localités éloignées de tout grand centre de population, sont oubliés dans la répartition des secours d'argent ou autres, que l'État s'impose extraordinairement. Ai-je jamais vu un obole destiné aux pauvres de nos villages? Ah! mon Dieu! cela s'explique très-bien; l'indigence citadine ne forme-t-elle pas une aristocratie d'une nouvelle espèce, tout pour l'écume émeutière des rues des grandes villes; rien, rien pour le vrai pauvre couvert de haillons, oublié dans nos villages, rongé par le marasme de la faim, vivant dans des tannières les plus infectes :

si, dans nos grandes villes, on soulage par charité, on soulage aussi par crainte; j'en ai l'intime conviction! Combien de fois, dans mes excursions à travers nos champs si beaux, n'ai-je pas rencontré de ces mendiantes, pauvres mères de famille, réduites à l'état presque complet de nudité, et qui, par décence, se détournaient de leur chemin, au lieu de venir me demander un misérable liard pour acheter une bouchée de pain de sarrazin, afin de substanter leurs jeunes enfants, déjà vieillis par la misère : ainsi, misère, privations de tout espèce, sauvagerie, tel est l'état de la population indigente de nos bourgades, et cependant, quel pays plus beau, plus varié, plus enchanteur que cette partie de la vieille Normandie où nous sommes nés? Quelle terre plus fertile, quelle végétation plus riche et plus brillante? mais en contraste, les souffrances, la pauvreté, parce que l'industrie, les échanges, les moyens de transport et de grandes communications y sont encore à leur début.

Pour t'exposer, en quelques mots, mon ami, la topographie du canton où tu exerces la médecine après notre père et notre oncle, où ils ont laissé de si honorables souvenirs, et que nous ne devons jamais oublier, en nous efforçant de nous montrer dignes d'eux, j'ai pris la carte du dépôt du ministère de la guerre, chef-d'œuvre d'exactitude et de typographie, que nous devons aux travaux de nos officiers d'état-major, sur laquelle je suis du doigt chaque village, chaque sentier, chaque maison de nos hameaux. J'y vois dessiné, comme une capitale, le bourg de Passais, où nous sommes nés. Ah! oui, voilà bien cette maison paternelle que je conserve si religieusement; voilà mon jardin où j'ai porté mes premiers pas; j'aperçois presque ce poirier, sous lequel notre bonne mère faisait sa prière du soir, et me faisait dire mon *Angelus*, annoncé par la cloche du village, et sous l'ombrage duquel j'apprenais mes leçons de catéchisme, en admirant ses feuilles, d'un vert si lisse et tremblottantes sur leur pétiole. Un peu plus loin, c'est le petit ruisseau où, dans notre enfance, nous nous amusions à pêcher le véron aux écailles argentines, et la loche au corps visqueux et marbré de gris, et sous les rives duquel nos petites mains cherchaient l'écrevisse, dont nous redoutions tant les pincements. Je vois ce grand chêne aux énormes racines à fleur de terre, qui me servaient de siége lorsque, placé sur le bord de la petite mare couverte de roseaux et d'équisétacées, je lisais la fable du *chêne* et du *roseau*. Tout près, c'est la rivière qui alimente le lavoir du village, entouré de beaux saules blancs, sur les chatons desquels les abeilles de mon jardin faisaient entendre leur doux bourdonnement; combien de fois n'ai-je pas lu, couché sur ces scions flexibles à l'écorce glauque et veloutée, les *Églogues de Virgile*, et comme mon imagination me représentait bien la gentillesse de ces vers :

Malo me Galatea petit, lasciva puella;
Et fugit ad salices, et se cupit ante videri.

Tu me pardonneras cette réminiscence du jeune âge, en raison du plaisir que j'éprouve en me rappelant mon cher village. Mais maintenant j'étends mon examen et j'établis à ma manière une division de cette partie de l'arrondissement : formons un grand rectangle dont les côtés soient représentés par les communes de Dompierre, Champsecret, Juvigny-sous-Andaine, Labaroche, Céaucé, Saint-Frimbault-sur-Pisse, Passais, Mantilly, Saint-Mars-d'Egrenne, Saint-Roch, Rouellé-le-Marais, Lonlai-l'Abbaye et Saint-Bomer; voilà la circonscription du pays que je veux étudier dans sa topographie et dans sa géologie. Domfront, chef-lieu de l'arrondissement, bâti sur ses rochers coupés à pic à l'ouest et au sud, avec son vieux donjon chanté par le poète de Chênedollé, ses vallées se confondant au nord par une douce pente avec ces prairies émaillées de fleurs qu'arrosent la Varennes, ses ondulations montagneuses à l'est, occupera le centre de cette surface arbitraire. Plaçons-nous sur les restes des fondements de la tour à *Presle* élevés encore à plus de deux cent pieds au-dessus de la rivière, et promenons nos regards sur ce vieux pays du *Passais*.

Quelle plus riante perspective que celle de cet horizon! Le spectacle des Pyrénées, des Alpes et même de l'Atlas ne m'a pas paru plus grandiose ou plus enchanteur! Pourquoi? je n'ose pas répondre par le vers de Voltaire :

A tous les cœurs..... que la patrie est chère.

A la gauche de l'observateur, ces montagnes de silex commun aux couleurs gris-bleuâtres, de schistes et d'argiles les plus variés, couronnées de bruyère et de myrtilles. Cette route *dite* d'Alençon, apparaissant et disparaissant tour-à-tour comme un large ruban au milieu de cette forêt verdoyante; ce mont Margantin avec son immense vallée et ce magnifique bassin qui le sépare de cette chaîne de rochers, sur lesquels Domfront s'élève d'une manière si pittoresque. Quels champs plus fertiles, quelles plus riantes prairies! et ces arbres majestueux, ces haies couvertes d'ajoncs à la fleur papilionacée et de roses sauvages aux pétales blancs et aux étamines dorées, ces poiriers avec leurs beaux panaches blancs, ces pommiers à la fleur pourprée, bientôt chargés de la pomme, charme de l'œil et de l'odorat, comme dit le vieil Homère dans son *Odyssée*. Tout cela, vu du haut des vieilles fortifications domfrontaises, forme une sorte de pelouse aérienne se balançant entre le ciel et la terre. Au sud-ouest, ce sont les clochers de nos villages, dont les flèches ressemblent dans cette mer de verdure aux voiles qui apparaissent à l'horizon dans l'océan. A l'ouest, ce sont les marais de Rouellé, qui embellissent le paysage lorsque les pluies ont été assez abondantes pour en faire une petite Méditerranée. Combien de fois, comme le berger de Virgile, en osant comparer les petites choses aux grandes, n'aimai-je pas à me représenter ce lac comme la mer Tyrrhénienne où naviguait le héros de l'*Enéide;* et plus loin les montagnes si pittoresques des environs de Mortain, véritable suisse normande. Tous ces terrains à la végétation la plus luxuriante, présentent des terres labourables et des prairies dont la qualité donne beaucoup de valeur au bétail de nos contrées. Quelques rivières et de charmants ruisseaux s'écoulent silencieusement, en se ramifiant, dans cet immense bassin; ce sont *la Varennes*, qui baigne de ses eaux limpides le pied de ces énormes rochers, qu'elle a séparés pour établir son cours du nord au midi; l'*Egrenne* aux bords couverts de pervenches, de glayeuls, de nymphea, et d'iris sauvages; la *Mayenne*, prenant sa source aux étangs de l'établissement thermal de Bagnoles, que je n'ai point encore visité, négligence que je ne puis me pardonner comme médecin militaire, puisque nous y avons envoyé nos soldats pendant quelques années. La *Varennes*, et l'*Égrenne* réunies à peu de distance du bourg de Torchamp, forment ce qu'on appelle dans le pays la *Grand-Rivière*, qui va, après sa jonction avec la *Mayenne*, se décharger dans la Loire à Angers même. Lorsque je visitai les bords de la Loire en 1842, ce fut avec intérêt que je reconnus l'embouchure de notre *Grand-Rivière*, certes bien petite auprès de ce beau fleuve qui arrose le jardin de la France. Ce sont les débordements de l'*Égrenne*, assez fréquents qui forment les marais de Rouellé et de Saint-Gilles, circonstance qui intéresse la pathogénie de ces localités. Quelques étangs, tel que celui de *Passais*, qui porte le nom de notre bourg, ceux de *Morette*, de Saint-Auvieu, de la Chapelle, du vieux château et des forges de Saint-Bomer, des Landes avec quelques fondrières, des routoirs, des sapinières recouvrant beaucoup de sources d'eau vive sur la lisière de la forêt d'Andaine, tout près du château de *Belle-Vallée*, cette tympé de notre pays; telles sont les particularités relatives à l'hygiène publique que présente cette partie de l'arrondissement. Le botaniste y trouvera une flore des plus riches et des plus variées; car, quelle herbe, quelles fleurs aquatiques ou terrestres ne se trouvent pas dans ce pays? Le géologue y rencontrera toutes les espèces de terrains, des blocs erratiques dont plusieurs ont été pris pour des autels druidiques, des roches primitives, toutes les variétés d'argile et de marne, une couche de terre végétale, trop forte peut-être et exigeant de grands travaux de culture.

Tel est, mon ami, le court aperçu que je te donne sur notre pays avant d'étudier les chances favorables ou défavorables qu'il peut avoir relativement à l'apparition du choléra-morbus dans nos parages. Si nous rapprochons les conditions topographiques et économiques de cette partie de l'arrondissement des circonstances génératrices des grandes épidémies, on voit bientôt que nos communes possèdent en elles-mêmes une sorte d'immunité contre ces fléaux et particulièrement contre le choléra morbus. Nos hameaux sont aussi peu fréquentés qu'ils sont peu peuplés; là il y a absence complète de grands établissements industriels partant absence d'encombrement. L'état moral y est excellent, les mœurs et la tempérance sont sous l'égide de la religion et surveillées par des pasteurs entourés de l'estime publique. Cependant les conditions contraires au développement de l'épidémie compensent-elles cette absence absolue des préceptes de l'hygiène appliquée? Non, j'ose le dire. Les règles de l'hygiène publique n'ont certes pas besoin d'être utilisées pour rendre salubres nos rivières et nos étangs, toujours *mouillés*, comme on dit en parlant des variétés de marais, qui conservent toujours un niveau d'eau assez considérable pour ne pas permettre la putréfaction végétale ou animale sur leurs bords. Le mercantisme du déboisement a respecté jusqu'à ce jour nos forêts, nos taillis et nos futaies, et par conséquent nos cours d'eau ne perdent rien de leur volume. Nos collines recouvertes de bois attirent les nuages, abaissent leur température, les transforment en pluies pénétrant d'abord ce sol de diverses natures recouvert d'un lacis inextricable d'arbustes et d'herbes, avant d'alimenter de leur superflu nos rivières et nos étangs, ne se trouvant jamais à sec et conservant leurs lits et leurs cours primitifs, grace à l'ensemble de nos végétaux resté presque intact jusqu'à ce jour. Il n'y a pas en France de contrée où les conditions hydrauliques soient plus favorables : nos rivières sont des canaux naturels où l'excès des eaux pluviales disparaît en y arrivant, non par des ravins resserrés, mais par toute la longueur inclinée des rives; de là l'impossibilité de ces inondations si terribles sur certains points de la France. S'il y a absence d'inondations, il n'y aura point de putréfactions végétales, de miasmes paludéens qui engendrent les maladies épidémiques et qui jouent un grand rôle dans la pathogénie du choléra-morbus. On peut se demander si les bois qui couvrent nos campagnes sont favorables ou nuisibles à la salubrité de nos paroisses? Oui, ces bocages sont des préservatifs contre les épidémies, la physique météorologique, et la chimie l'expliquent très-bien. On admet, non sans quelque probabilité, que le germe épidémique est transporté par les vents d'un pays dans un autre. Lorsque plusieurs papes voulurent détruire le poison miasmatique des marais pontains, ils firent replanter les campagnes qui les séparent de Rome. Tous les voyageurs disent que ce sont des vents particuliers qui portent la peste du Delta du Nil, sur les villes d'Egypte; il en est de même pour le Delta indien. Le choléra est arrivé cette année à Paris par un vent sec du nord-est comme en 1832. Un médecin très-célèbre était tellement persuadé que le germe cholérique était apporté par les vents, qu'il faisait toujours fermer les fenêtres de ses salles lorsque ces vagues de l'air avaient telle ou telle direction! Ne rend-on pas une habitation salubre, lorsqu'elle est entourée de marais, en plantant une ceinture d'arbres entre ces marais et cette habitation? Il faut donc conclure que les arbres de notre pays, en formant une sorte de rideau, peuvent détourner un vent délétère ou empoisonné. La chimie viendra encore appuyer notre opinion relative à la salubrité de notre pays. Une grande loi, qui seule suffirait pour révéler l'existence d'un sublime organisateur des mondes, régit tous les êtres organisés. Ce règne organique ne peut exister que par un échange continuel et réciproque entre les animaux et les végétaux de molécules vivifiantes pour les uns et délétères pour les autres : l'excrétion respiratoire de l'animal, représentée par l'acide carbonique, vient se décomposer sur l'arbre qui se nourrit de carbone, tandis que l'oxygène, dégagé de l'acide, sous l'influence de la chaleur, se répand dans l'atmosphère en la rendant plus propre à vivifier le sang de l'homme et des êtres qui se rapprochent de son organisation. Le défaut d'oxygénation du sang joue un grand rôle dans l'étiologie du choléra; si nos bois favorisent le développement d'un oxygène parfait, ils sont donc un préservatif et un puissant auxiliaire du traitement employé contre cette affreuse maladie.

Mais, mon ami, si notre canton ne présente rien dans sa topographie qui puisse faire craindre le choléra, en est-il de même relativement à son hygiène privée? non, certainement, et sous ce rapport, toutes les maladies épidémiques et autres trouvent les conditions les plus favorables à leur développement. Domfront, entouré de ses murailles et de ses vieilles tours, rappelant les hauts faits du brave Montgommery et du maréchal Matignon, resserré avec ses places étroites et ses rues tortueuses par cette ceinture de fortifications en ruines, ne peut racheter son insalubrité par sa position élevée. Cette ville ne possède point de promenades publiques, et cependant quel plus beau site que tout le terrain divisé en petits jardins peu fertiles, environnant le vieux donjon corrodé par la pluie et le temps, et au pied duquel on ne peut arriver que par un labyrinthe, d'étroits sentiers infects et servant de latrines publiques? En vérité, on ne peut expliquer un tel abandon des préceptes de l'hygiène; une telle malpropreté répugnant à l'observateur, lorsqu'il visite ces ruines, ces fossés, ces chemins souterrains, liés aux hauts faits militaires de notre histoire : exemple entre mille autres du peu de respect et de religion qu'inspirent aujourd'hui à nos cœurs blasés ces vieilles médailles de l'histoire, qui font cependant la célébrité du pays où elles se trouvent, se riant des générations ingrates qui passent en touchant leur poussière. Des chemins remplis de boue conduisant à nos villages, dont les fermes rappellent si bien celles de la Sologne, dont parle Eugène Sue dans son dernier roman. Une cour sans cailloutage, au milieu de laquelle se trouve une mare infecte où vivent des myriades d'insectes et de reptiles, dont le frai vient se dessiner à la surface en plaques verdâtres au reflet métallique, qui présentent je ne sais quoi de vénimeux ; n'est-ce pas là le réceptacle du jus des fumiers et des étables ? bien heureux encore quand on ne trouve pas au-devant du seuil de la porte de la maison, un trou rempli de paille que l'on fait putréfier en y jetant les urines et les eaux de vaisselle. Entrons dans l'intérieur du logis ; pour parquet, un sol humide et boueux, sur lequel le sabot grossier laisse l'empreinte de ses énormes clous ; des lits peu élevés et toujours placés au rez-de-chaussée, dans le coin le plus obscur et le plus insalubre. Des murs suant l'humidité, des moisissures sur l'argile, qui remplace la chaux ; toutes les variétés de byssus rongeant les poutres et les soliveaux des planchers ; une immense cheminée sans tirage, et ne réfléchissant point le colorique de l'âtre pour détruire l'humidité de l'habitation. Que dire de ces ruelles fangeuses traversant nos villages, et qui en sont en quelque sorte les rues? heureux encore lorsqu'elles sont coupées par une grande route entretenue aux frais du département; car elle est alors comme une planche de salut jetée sur nos bourbiers et un signe avant-coureur du progrès dans nos tristes hameaux. Parlerai-je de ces cimetières de nos campagnes servant de place publique et de marché, où les animaux les plus immondes viennent se vautrer, où l'ivrogne mort-ivre ne craint pas de venir cuver son vin entre deux tombes? Cependant, c'est un lieu mille fois saint que le cimetière de nos campagnes; n'est-ce pas là où reposent les restes des parents et des amis? et vous n'y trouvez même pas la croix de bois du pauvre de nos villes, pour vous inspirer la religion du souvenir consacré à une mère, à un fils ou à une épouse! Je me trompe, un *tumulus* de quelques centimètres de hauteur, élevé par le fossoyeur avec la portion de terre remplacée par le cercueil descendu au fond de la tombe, vous indique pour quelques jours le lieu où repose tout ce que vous avez aimé; revenez quelque temps après, la terre qui a été ouverte s'est raffermie, un affaissement a succédé à ce *tumulus*, les pluies ont unis les surfaces, le gazon renaît, la fleur se développe, et sa corolle blanche, symbole d'innocence, est devenue la métamorphose de la jeune fille, qui n'est plus! Ah! moins de religion mystique, et plus de religion appliquée; les lois humaines, l'hygiène, n'empêchent-elles donc pas que nos cimetières soient ainsi abandonnés et profanés?

Nos églises de campagnes, mal closes, mal entretenues, mal aérées, froides comme des glacières; peu vastes, relativement à la population de chaque paroisse, n'offrent aucune condition de salubrité; on croirait, en vérité, que l'aération, la lumière, la chaleur, sont autant de choses profanes. Ce n'est cependant que par les sens que vous impressionnez l'ame; aussi, avec quel enthousiasme extatique votre pensée se porte jusqu'au ciel, lorsqu'en entrant dans nos églises de Paris vous voyez l'encens s'élever au-devant des autels, et que vous entendez les accords harmonieux de l'orgue et de la voix humaine! Il faudrait donc qu'un tel état de choses s'améliorât dans nos bourgades; la religion comme l'hygiène ne pourraient qu'en profiter!

Ainsi, mon ami, pour me résumer, je puis établir que cette immense forêt, au milieu de laquelle notre pays est apparu, offre des conditions avantageuses pour le mettre à l'abri du choléra : l'épidémie de 1832 n'y a point fait de ravages, aucun cas n'a été observé. La physique et la chimie prouvent jusqu'à un certain point l'immunité qu'il possède contre ce fléau, quand on se rappelle que nos bois forment une sorte de rideau arrêtant les effluves morbifères, que les arbres décomposent l'acide carbonique dégagé par les animaux et par les autres corps qui en contiennent, rendant ainsi l'air plus oxygéné et plus propre à l'hématose, et si on admet qu'un excès d'acide carbonique dans l'atmosphère puisse engendrer le choléra, nos forêts, en maintenant intacte la composition de l'air, deviendront un préservatif contre cette maladie.

La géologie, cette belle science qui sort de son berceau et qui doit apporter un si large tribut à la médecine pratique, appliquée à la connaissance des maladies sévissant avec tant de variétés dans nos paroisses, sans qu'elles puissent être expliquées par ces causes banales de distance, de saison, de climat, d'habitation, de mœurs, d'occupations, peut-elle nous donner quelques inductions relativement à l'arrivée du choléra-morbus dans nos parages? L'étude géologique du canton de Passais est des plus curieuses à faire, en l'appliquant aux maladies qui règnent dans nos communes. Passais et les villages qui en dépendent se trouvent dans un bas-fond, à surface de terre végétale profonde, et reposant sur une couche épaisse d'argile jaune, verte et grise; autour de ce bourg se trouvent des mamelons de sables marins quartzeux, de sable jaune doré à paillettes micacées, recouvrant et se mêlant avec les marnes, dont quelques-unes sont expliotées pour la culture du sarrazin. Les buttes des *Pouchard*, de la *Barraberie*, des *Vaux-d'Enfer*, du *Rocher*, l'élévation dite de *la Butte*, d'où j'aperçois avec tant de bonheur le pignon de ma chère et tranquille habitation, étant formées par des sables, des pierres à grains peu consistants, des masses de silex commun, adhérentes ou séparées, déversent leurs eaux pluviales ou de sources sur un fond argileux presque impénétrable, conservant une grande humidité, bien que nos deux petites rivières, dites de *la Butte* et de *la Pisse*, soient deux canaux naturels, contribuant au dessèchement de notre sol. La terre de grouette, qui se trouve sur le versant de ces collines, favorise aussi l'effusion de l'eau sur les terres grasses environnantes, formées par des alluvions limoneuses; de sorte que nos champs ont reçu leur terre végétale des débris pierreux, usés et entraînés du sommet de nos monticules par les pluies, les vents et la mer, lorsqu'elle s'est retirée de nos contrées; débris qui se sont ensuite mêlés avec diverses quantités de terreau ou de matières organiques décomposées. Maintenant que la géographie physique de ces localités nous est connue, nous pourrons établir leur pathologie: quels résultats immenses fournis par la géologie! Cette belle science nous apprendra la nature des maladies régnantes dans chaque hameau, de même que l'agriculteur de nos contrées saura par elle, que le versement des céréales ou des foins, indépendant des pluies et des vents, peut exister dans un champ séparé par une simple haie d'un autre qui en est entièrement préservé, parce que la nature du sol est différente ; là, c'est une terre forte et argileuse, contenant trop de terreau d'alluvion; ici, c'est un terrain rempli de sels calcaires, de silicates à diverses bases, de sables quartzeux, rendant la tige herbacée plus solide et moins flexible. Dans les villages établis sur l'argile et sur des couches de terre végétale trop épaisses, où l'humidité par conséquent est prononcée, vous aurez toutes les maladies dues à l'appauvrissement du sang, les catarrhes de toutes les muqueuses, les pâles couleurs, la phthisie et toutes les affections chroniques de poitrine, les rhumatismes, la goutte, attendu l'inertie de la perspiration cutanée, tout le cortége des névroses et des maladies lymphatiques; la langueur de l'appareil digestif occasionnera une mauvaise réparation des solides et des liquides de l'économie animale; de là, la source des mauvaises constitutions et de la dégénérescence de l'espèce humaine. Au contraire, dans nos fermes ou villages situés sur des éminences à fonds de sables marins, quartzeux ou micacés, contenant des bancs calcaires et des masses de silex considérables, vous aurez les maladies franchement inflammatoires, hémorragiques et hypersténiques de tout espèce, telles que les pneumonies, les hémoptysies, et quelquefois les flux dyssentriques les plus violents. J'ai trouvé dans quelques notes médicales de notre père, et je crois aussi l'avoir entendu dire à notre oncle, que les maladies intestinales prédominaient dans la commune de Mantilly, tandis que celles de poitrine régnaient surtout à l'Épinay, Passais et S.-Frimbault. La fièvre typhoïde tue beaucoup de monde dans notre pays ; la géologie peut-elle nous donner quelques renseignements à cet égard ? On sait que les localités dans lesquelles la cause productrice des fièvres intermittentes endémiques, imprime à l'homme une modification profonde, se distinguent par la rareté relative de la phthisie pulmonaire et de la fièvre typhoïde : il faudrait conclure de là que nos villages situés sur les rivières, au bord des étangs, aux environs des rutoirs, n'auraient ni fièvre typhoïde, ni phthisie pulmonaire. Il y a là quelque chose de vrai pour notre pays; à Torchamp, à Saint-Roch, à Roullé-le-Marais, villages situés sur le bord de l'Egrenne, les fièvres intermittentes simples ou pernicieuses doivent s'y rencontrer à chaque instant, tandis que la fièvre typhoïde qui *veut* en quelque sorte un terrain humide et argileux, y sera excessivement rare; que dirai-je des maladies éruptives, varioles, rougeoles, scarlatines et autres? pourquoi suivent-elles une direction quelquefois fixée, et qu'elles ne franchissent pas certaines limites de nos communes??

L'étude de la géologie appliquée à la nature des maladies, est un sujet vaste et de la plus haute utilité; ce sujet est tout-à-fait neuf; rien, rien n'a été même ébauché, sur ce point; c'est une mine féconde qui donnerait de la célébrité à un médecin, et ce travail ne peut guère se faire que dans nos campagnes. Il faudrait y procéder d'abord par l'étude des maladies qui règnent dans chaque hameau, en établir tous les caractères avec une exactitude mathématique, et examiner ensuite, par des fouilles faites exprès, ou à l'aide des creusements de nos routes, des fondements de nos maisons à construire, de nos marnières, si on ne pourrait pas rapprocher de la nature des diverses couches de terrains, les *assises pathologiques spéciales* à tel village, et même à telle maison? Notre très-estimable curé de Passais, qui m'honore d'une amitié si bienveillante, et dont je suis fier, m'a témoigné quelquefois sa surprise en voyant les maladies de nos bourgs présenter entre elles une différence telle, qu'elle avait frappé nos prêtres lorsqu'ils vont porter tous les secours de la religion dans les chaumières : la géologie seule peut l'expliquer! Le clergé de nos campagnes ne pourrait-il pas unir ses observations à celles des praticiens, et contribuer ainsi à la création d'une branche de la médecine importante et neuve; l'application de la géologie à la médecine, et même à l'économie politique? Ainsi donc, si la terre nourrit les mortels, si c'est leur mère génératrice et nourricière, comme disent les poètes, elle possède aussi dans son essence même, dans ses diverses couches, des principes de mort qui les tuent parfaitement bien. Tels sont les détails, mon ami, qu'il fallait te donner sur la géologie, la topographie et l'hygiène de notre pays, avant de commencer notre conversation très-succincte sur le choléra-morbus.

Qu'est-ce que le choléra? en voyant le cadavre, on peut dire que c'est toute la pathologie médicale. En effet, quels organes, quels appareils ne portent pas de traces de cette affreuse maladie? Sa nature nous est parfaitement inconnue, c'est une énigme dont nous cherchons l'explication en entassant hypothèses sur hypothèses. L'essence intime des autres affections humaines nous est-elle plus connue? non certainement. L'homme, mélange d'esprit et de matière, a un organisme trop délicat, trop susceptible de variations dans son mode d'être, pour que nous puissions, à l'aide de nos moyens d'investigation, trouver la nature même du désaccord fonctionnel constituant l'état morbide. Nous ne voyons donc que les résultats de la maladie et non pas son *substratum*, sa substance propre; c'est pour cela qu'en prenant l'ensemble des symptômes du choléra ou quelques-uns d'eux pour son essence même, chacun s'amuse en quelque sorte, à lui donner une dénomination quelconque. Y voit-on une altération des liquides, bientôt on dit que le choléra est une décomposition du sang avec des changements physiques et chimiques dans les éléments qui le constituent; mais n'est-ce pas là que le résultat de l'agent cholérique? Se fonde-t-on sur les lésions des solides si multipliées? On ne peut encore rien en conclure, car elles se retrouvent toutes dans d'autres maladies, et quelquefois elles n'existent pas dans le choléra le plus intense!

Qu'est-ce donc, mon ami, que cette maladie? c'est un protée aux mille formes, dont le *substratum*, l'essence nous restera toute aussi inconnue que le moyen spécifique pour l'enchaîner. Je ne te mentionnerai même pas sa nature établie sur sa vieille étymologie, *choléra-morbus*, maladie de la bile; car ce liquide ne présente rien de particulier qui mérite d'être noté. Mais est-ce une raison parce que nous ne connaissons pas la *substance* même du choléra, pour abandonner son traitement et ses préservatifs au hasard? Non certes pas, car les plus beaux triomphes de la médecine-pratique sont en raison des difficultés extrêmes que présentent les maladies complexes, tel que le choléra. Il faut y réfléchir mille fois et établir ses indications sur l'état actuel du malade, car avant tout il est nécessaire de le *faire vivre;* ensuite, après avoir étudié scrupuleusement tous les signes de l'affection, les combattre dans leur nature et leur développement. Des hypothèses sur l'essence du choléra découlent naturellement les hypothèses sur ses causes. On lui a fait une étiologie qui se trouve partout : pour les uns, c'est l'encombrement, c'est l'électricité atmosphérique diminuée de quantité ou de tension, ce sont des insectes microscopiques, qui le produisent; pour les autres, ce sont les effluves de toute nature, les variations thermométrique ou barométrique, le défaut ou l'excès de l'humidité dans l'air, le voisinage des rivières, l'intempérance, les excès de toute espèce, la misère, cette maladie chronique qui fait tant de ravages dans nos hameaux, le défaut d'acides ou d'alcalis dans l'économie animale, qui feraient naître le fléau; voilà à peu près ce que je crois devoir te rapporter relativement à tout ce qui s'écrit sur son étiologie; je pense que tu n'exigeras pas que je t'explique le lien mystérieux entre la cause et l'effet!

Quant aux symptômes prodromiques et pathognomoniques du choléra, il ne faut pas croire non plus qu'ils soient toujours aussi clairs que deux et deux font quatre. C'est ici que la circonstance d'une épidémie qui approche ou qui existe déjà, vient nous éclairer conjointement avec des signes devenant alors caractéristiques. L'existence antérieure de quelques cas de choléra vous aide à le reconnaître, comme le tribut payé à la mort par les premiers atteints le rend moins grave et plus facile à traiter; une légère diarrhée, par exemple, qui serait insignifiante dans les temps ordinaires, devra prendre de l'importance et attirer l'attention sous une constitution médicale cholérique, et facilitera alors la connaissance du diagnostic que l'on devra porter. Mais les phénomènes qui constituent les prodromes n'existent pas toujours; le choléra *foudroyant* a une marche si rapide qu'ils n'ont même pas le temps de se développer; on a pour ainsi dire le choléra sans avoir été malade! Dans cette épidémie de 1849, que j'ai pu malheusement étudier tout à mon aise, attendu que le pauvre soldat est toujours certain de payer un large tribut à toutes les épidémies, quelles qu'elles soient, les cas de choléra foudroyant ont été peu nombreux; mais ceux que j'ai observés avec ce caractère et traités ont été des plus terribles; quel abîme ne séparait pas l'intensité du fléau de la puissance de la thérapeutique! Tu sais, mon ami, qu'il y a un aspect propre aux cholériques; mais dans les temps ordinaires il faudrait bien se garder d'établir l'existence (comme on l'a fait tant de fois) d'un cas de choléra sur l'état cyanosé; car cette cyanose, ces yeux excavés, ce froid cadavérique de la peau et de la langue se retrouvent dans bien d'autres maladies, dans les bronchites capillaires, dans l'hydro-péricarde, dans l'endocardite, lorsque les orifices et les cavités du cœur se trouvent obstrués par des concrétions fibrineuses, dans la fièvre intermittente simple et pernicieuse algide, dans l'asphyxie, dans une foule d'empoisonnements, dans l'ivresse même, etc. L'état huileux et le défaut d'élasticité de la peau, sa maigreur rapide, une vieillesse morbide et instantanée, la suppression de l'urine, la raucité ou la disparition de la voix, le refroidissement général, en un mot, ce *cadavre vivant*, ne vivant plus que par l'intelligence, puisque la vie organique est éteinte, présente un spectacle intéressant pour le praticien et provoque l'application de tout ce que son humanité, son jugement et ses études peuvent dicter à son cœur et à son esprit. Ici, dans cet écrit, rédigé en quelques instants, je ne veux pas faire une histoire complète du choléra; je dois dire cependant que dans l'épidémie actuelle, les crampes ont existé rarement ou du moins ces quelques douleurs musculaires ne peuvent être comparées avec celles de 1832; on meurt ordinairement fort tranquille; c'est vraiment la lampe qui s'éteint faute d'huile, et Dieu me pardonne, c'est presque un plaisir que de mourir ainsi! Le choléra a-t-il donc dégénéré? Il s'est usé, il n'est plus le terrible *trousse-galant* des anciens auteurs. S'il attaque l'économie animale, il respecte l'intelligence du malade conservant une tranquillité d'ame flègmatique et une indifférence extrême pour tout ce qui l'environne.

Quant à sa marche, quelquefois elle est si rapide que l'on ne peut même pas employer utilement les secours de l'art; le malade périt asphyxié. Si la vie doit être conservée, ce corps froid comme le cadavre, reprend un peu de chaleur, il se ranime ; le pouls, cette boussole du médecin, plus précieuse encore dans cette maladie que dans les autres, vous indique par quelques secousses que la lutte entre la vie et la mort est engagée. Comment interpréter cette lueur d'espérance! Tantôt c'est le commencement d'une réaction terrible qui va elle-même engendrer une maladie toute aussi grave, tantôt c'est un effort suprême de cet instinct de l'organisme qui le porte à se défendre contre le poison qui veut le détruire; quelquefois c'est le retour à la santé ; souvent c'est le mouvement d'un sang, devenu délétère qui va affaisser l'organe de la pensée pour l'anéantir ensuite. Enfin, si la tombe est fermée pour le malade, on voit toutes les fonctions se rétablir dans de justes limites et par degrés, et l'amélioration est si rapide, que c'est une véritable résurrection!

Comme les indications thérapeutiques sont presque toujours établies d'après l'idée que l'on se fait d'une maladie, il s'ensuit qu'il y a autant de modes de traitement que de systèmes bizarres sur l'essence du choléra-morbus. Cependant, dans ce fatras de matière médicale, nouvelle écurie d'Augias, les uns raisonnent l'emploi de telle ou telle drogue; les autres, ne voyant que le résultat, ce sont jetés dans un empyrisme effréné, et n'ont pas craint de tomber dans le ridicule. Que doit faire alors le praticien consciencieux? il suivra notre exemple; il lira avec soin tout ce qui se dit et se fait relativement à l'épidémie; il invoquera les lois de la physiologie normale et pathologique; il soumettra le tout à sa réflexion, et se faisant un mode d'agir d'après son propre jugement, il rejettera ce qui n'est pas conforme aux préceptes de l'art. Puisque nous ne pouvons connaître le poison pour le combattre à l'aide du contre-poison, que nous reste-t-il donc à faire? Vous avez sous les yeux un malade à l'état de cadavre, un désordre général dans les rouages de la vie, la mort qui est imminente et inexorable; il faut donc, avant tout, ranimer ce corps glacé, et dire à la maladie : « Tu n'iras pas plus loin. » C'est donc à cette méthode, que j'appelle *physiologique,* parce qu'elle est établie sur les troubles fonctionnels existants et sur les lésions anatomiques, qu'il faut avoir recours. La calorification, l'innervation et l'hématose constituent notre vie, et ce sont ces trois grandes puissances vitales qui se trouvent frappées à mort dans le choléra-morbus; ce sont donc ces appareils qui deviennent le camp où doivent combattre nos armes thérapeutiques. Je ne te parlerai pas du traitement des prodromes, que tout le monde connaît; je prends le traitement de la maladie lorsqu'elle est dans toute son intensité.

Il faut d'abord, mon ami, faire renaître la chaleur animale, en excitant l'organe central de la circulation, qui se trouve obstrué par des masses de sang coagulé et de diverses consistances, comme l'ouverture des cadavres me l'ont toujours prouvé. Les moyens employés à l'extérieur, doivent donc être appliqués spécialement sur la région du cœur, comme dans les asphyxies ; mon observation m'a prouvé que l'on avait peut-être trop oublié cette circonstance du traitement. Des ventouses, des sinapismes très-forts, des liniments ammoniacaux, quelques ustions légères avec le cautère actuel, des vésicatoires, enfin, tout ce qui peut ranimer le cœur enchaîné ; des frictions continuelles et générales pour exciter la circulation capillaire et la vitalité de la peau. On enveloppe le malade dans une couverture de laine, entouré de boules d'eau chaude ou de sachets remplis de sable, puis on entretient la température de l'appartement où il se trouve, à 16 ou 18 degrés au-dessus de zéro. On joint à ce traitement externe l'emploi des tisanes faites avec des espèces aromatiques qui se trouvent en abondance dans nos villages : ce sont la sauge (*salvia pratensis*), la camomille (*matricaria chamomilla*), la menthe (*mentha piperita*), le pouliot (*mentha pulegium*) ; cette labiée est des plus belles sur les haies qui environnent nos champs tout près du bourg de Passais, les fleurs de tilleul (*tilia europæa*), la marjolaine (*origanum majorana*), l'angélique (*angelica archangelica*), cette charmante ombellifère se trouve sur les bords de la petite rivière qui arrose mon jardin, et a quelquefois une hauteur de 3 à 4 pieds. La lavande (*lavandula spica*), le stæchas (*lavandula stœchas*), dont une variété, le *stœchas anatolica*, apporté de la Grèce, a eu pendant quelques jours une vogue presque ridicule! l'hyssope (*hyssopus officianalis*), aux beaux épis de fleurs bleues et blanches, arbrisseau dont il est tant parlé dans nos psaumes, lorsque le saint roi David demande à être lavé pour devenir plus blanc que la neige : *asperges me hyssopo et mundabor*. Telles sont les plantes aromatiques de notre pays que l'on peut employer en infusion contre le choléra : on pourrait alcooliser ces tisanes pour les pauvres, avec une ou deux cuillerées d'eau-de-vie de bonne qualité, et surtout un peu vieille; pour remplir le même but, on peut employer la liqueur d'Hoffmann (éther sulfurique alcoolisé), à la dose de 2 à 3 grammes. Le vin de cannelle peut être aussi mis en usage, ainsi que les potions avec 8, 10 et 15 gouttes d'ammoniaque ; l'ipécacuanha, à la dose de 2 à 4 grammes par vingt-quatre heures, fait obtenir de bons résultats, en provoquant la sueur et la chaleur de la peau.

Mais, mon ami, tous ces moyens doivent être employés non au hasard, mais avec le plus grand discernement ; souvent même il faut les remplacer par d'autres ; il faut observer le cholérique et l'interroger sur ce qu'il éprouve ; vous le voyez quelquefois porter la main sur son estomac, en vous disant : « J'ai là *un grand brûlement* (pour me servir de son expression) » : « j'ai *un enfer dans le ventre* » (me disait naguère un de mes malades). En effet, c'est bien un enfer dans le ventre d'un corps couvert d'un manteau de glace ! ces sensations atroces unies à des vomissements que je caractérise par des épithètes spéciales, parce qu'ils ont une grande importance sur le pronostic, vomissements que j'appelle *bruyants, caverneux* à *plein estomac*, à *plein gosier*, et qui effraient tant les autres malades lorsque le cholérique n'est point isolé : ces circonstances doivent faire abandonner les boissons chaudes, et adopter l'usage de la glace pilée, donnée par cuillerées répétées ou mêlées aux limonades. Dans nos hameaux, où il est impossible de s'en procurer, on pourrait utiliser la profondeur et l'eau froide de nos puits, en y plongeant les tisanes dans des vases de terre poreux, que l'on entourerait ensuite d'un tissu mouillé, afin que l'évaporation fût permanente sur la surface du vase contenant la boisson du malade.

Lorsque la réaction est établie, mon ami, ou elle se maintient pour effectuer la guérison, ou elle disparaît pour faire place à un état comateux très-grave, intermittent quelquefois de midi à trois heures. Cette amélioration, due à la réaction, peut être aussi le début d'une maladie aussi grave que le choléra. Vois maintenant, mon ami, quelle complication! la vie de relation va être compromise à son tour, le délire survient; le strabisme et l'immobilité des yeux, la raideur du cou, les cris, les plaintes, tout annonce que le cerveau et ses enveloppes vont être attaqués; désormais c'est de ce côté que le médecin doit combattre : dégorger le système sanguin cérébral, détruire l'intermittence comateuse ou ataxique, telle est l'indication nouvelle. Mais jusqu'à quelle limite faut-il le faire? Quelle perplexité, quel doute? on peut bien dire que la vie et la mort sont là tout près, et attendent que le tact du médecin prononce. Vous saignez trop, un affaissement mortel survient; vous ne saignez pas assez, la congestion métastatique fait périr le malade! c'est alors que vous employez toutes les ressources de votre sagacité, de votre expérience, de votre circonspection, pour agir; le mal est complexe dans sa nature, vous l'attaquez de mille manières; vous le fatiguez dans la lutte que vous soutenez contre lui, vous essayez, vous mesurez la puissance de vos armes au fur et à mesure que vous vous en servez. Vous voulez dégager le cerveau, quelques sangsues aux apophyses mastoïdes, une petite saignée du pied, quelques cataplasmes chauds et soupoudrés de farine de moutarde mis aux membres inférieurs; mais il faut être toujours modéré dans ses moyens.

Cette intermittence, se déclarant vers le soir, vous indique qu'il y a dans le choléra quelque chose des fièvres intermittentes pernicieuses; il faut employer conséquemment le sulfate de quinine à hautes doses, et de diverses manières, de 6 décigrammes à 1 gramme ou 2, dans les vingt-quatre heures. Que de réflexions, que d'inquiétudes! et combien ne gémit-on pas en voyant d'ignobles charlatans, qui font de la médecine sans honneur et sans conscience, venir vous dire qu'ils ont trouvé un remède contre le choléra; autant il faudrait avoir l'impudence de dire que toutes les maladies humaines peuvent être guéries par un seul médicament! mais n'est-on pas bien récompensé de toutes ses peines, de toutes ses fatigues intellectuelles, quand un de ces malheureux cholériques sortant en quelque sorte de son cercueil, comme le fils de la veuve de l'Evangile, ouvre les yeux pour vous reconnaître, et la bouche pour vous dire : « Ah! je suis sauvé, je vous remercie, vous m'avez conservé la vie! »

Versailles, 10 mai 1849.

NOTA.

J'ai mentionné dans ce travail l'extrême misère des pauvres de nos campagnes, en me rappelant un fait dont j'ai été témoin il y a quelques années. Accompagnant un médecin du pays qui avait été appelé pour donner les secours de l'art à une indigente en proie aux douleurs de l'enfantement, nous entrâmes dans une espèce de masure qu'un fermier sous-louait pour le prix de quelques journées à un pauvre journalier, mari de cette femme. Nous trouvâmes cette malheureuse enveloppée de haillons, tenant son nouveau-né pressé contre un sein refusant le lait maternel, frappée d'inertie par le marasme de la faim. Quatre jeunes enfants, dont le plus âgé n'avait pas huit ans, s'étaient blottis contre cette mère qui avait arraché la paille infecte de son grabat pour en chauffer la pierre du foyer sur laquelle ce groupe attendait la mort, transi par le froid et la faim. Les vents et les pluies d'un mois de février des plus froids avaient renversé un des murs de cette habitation, que l'on avait remplacé à l'aide de genêts et de rameaux entrelacés pour repousser la bise humide et glaciale, à peu près comme ces cloisons ambulantes que les bergers font pour leurs troupeaux aux environs de Versailles. Dans nos petits bourgs, il n'y a ni bureaux de charité ou de bienfaisance, ni infirmeries, ni hôpitaux, ni les ressources immenses que donnent aux pauvres citadins les quêtes de diverses espèces, nos théâtres, nos amusements même. Je craindrais de manquer à la mémoire de ma mère, qui était si bonne et si charitable, si je n'apprenais au lecteur que cette masure, où un peintre aurait pu trouver un si beau sujet pour peindre l'indigence dans tout ce qu'elle a de plus hideux, dépendait d'une de ses terres ou fermes, et qu'elle s'empressa d'envoyer du linge et du pain à ces indigents, en recommandant à son fermier de leur donner tout le bois de chauffage dont ils pourraient avoir besoin.

Avec la misère de nos hameaux, ne pas s'expliquer les émigrations dans nos grandes villes, ce serait de la naïveté !

Versailles, le 15 mai 1849.

FIN.

www.ingramcontent.com/pod-product-compliance
Ingram Content Group UK Ltd.
Pitfield, Milton Keynes, MK11 3LW, UK
UKHW020446230726
13925UKWH00004B/1825